画给孩子的健康科普书

忙碌的
皮肤护卫队

李亚男 / 著　书虫文化 / 绘

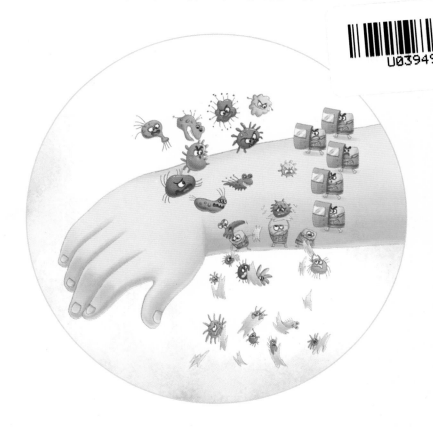

北方妇女儿童出版社
· 长春 ·

图书在版编目（CIP）数据

忙碌的皮肤护卫队 / 李亚男著 ； 书虫文化绘. --
长春 ： 北方妇女儿童出版社， 2022.7
（画给孩子的健康科普书）
ISBN 978-7-5585-6447-5

Ⅰ. ①忙… Ⅱ. ①李… ②书… Ⅲ. ①皮肤一儿童读
物 Ⅳ. ①R322.99-49

中国版本图书馆CIP数据核字(2022)第085260号

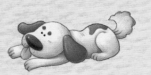

画给孩子的健康科普书 — 忙碌的皮肤护卫队

HUA GEI HAIZI DE JIANKANG KEPUSHU　MANGLU DE PIFU HUWEIDUI

出 版 人　师晓晖
策 划 人　师晓晖
责任编辑　王　婷　吴宛泽
装帧设计　书虫文化
开　　本　889mm×1194mm　　1/16
印　　张　2.5
字　　数　37.5千字
版　　次　2022年7月第1版
印　　次　2022年7月第1次印刷
印　　刷　旭辉印务(天津)有限公司
出　　版　北方妇女儿童出版社
发　　行　北方妇女儿童出版社
地　　址　长春市福祉大路5788号
电　　话　总编办：0431-81629600
　　　　　发行科：0431-81629633

定　　价　26.80元

引 言

皮肤是人体最大的器官，

害羞的时候为什么会脸红？

受伤的时候为什么会流血？

……

这些都是皮肤对外界刺激的不同反应哦！

皮肤就像一道保护墙，

能阻止细菌和其他脏东西进入我们的身体。

小朋友，快来一起认识"皮肤护卫队"吧！

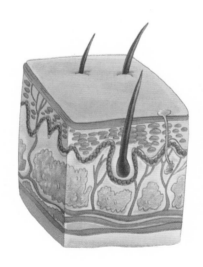

平平无奇的皮肤！不可缺少的皮肤！
勇敢的护卫军！忠诚的守护者！
拥抱着你们，保护着你们！
让我们互相关心，团结友爱，
健康乐开怀！

　　每天，在太阳升起的那一刻，《皮肤之歌》会响彻每个人的每一寸皮肤，每一名皮肤守护卫士都昂扬地歌唱着。

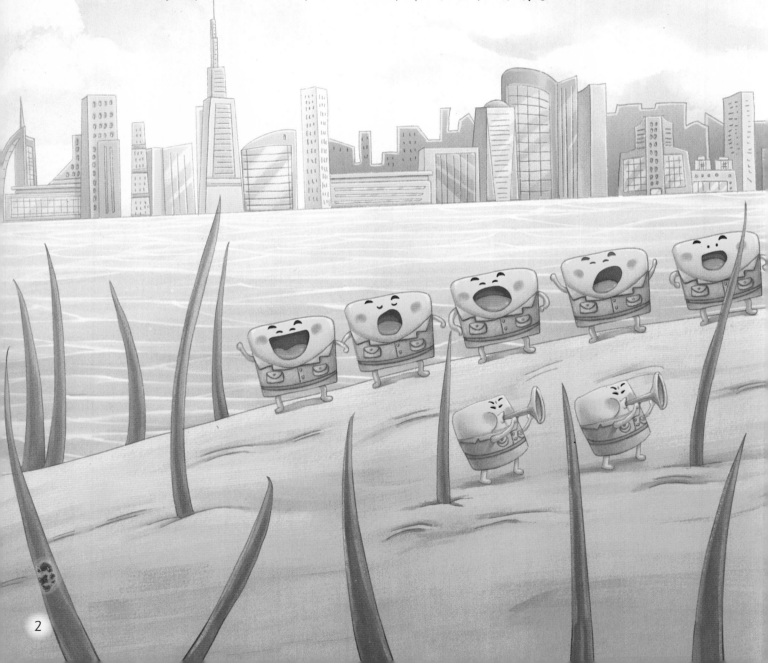

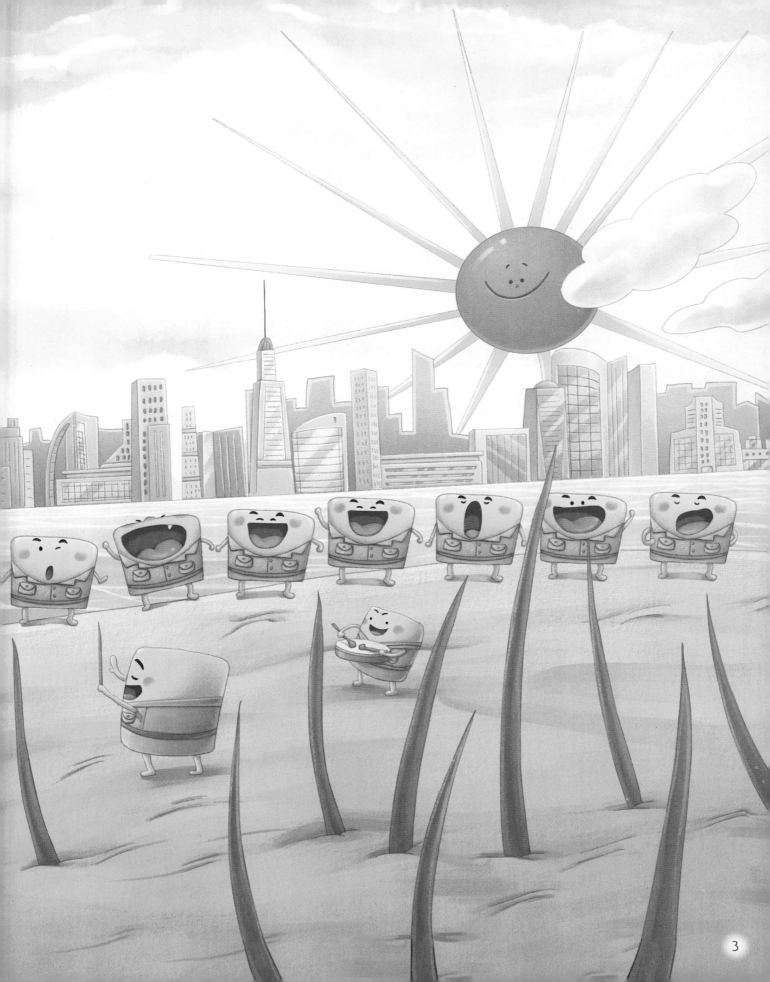

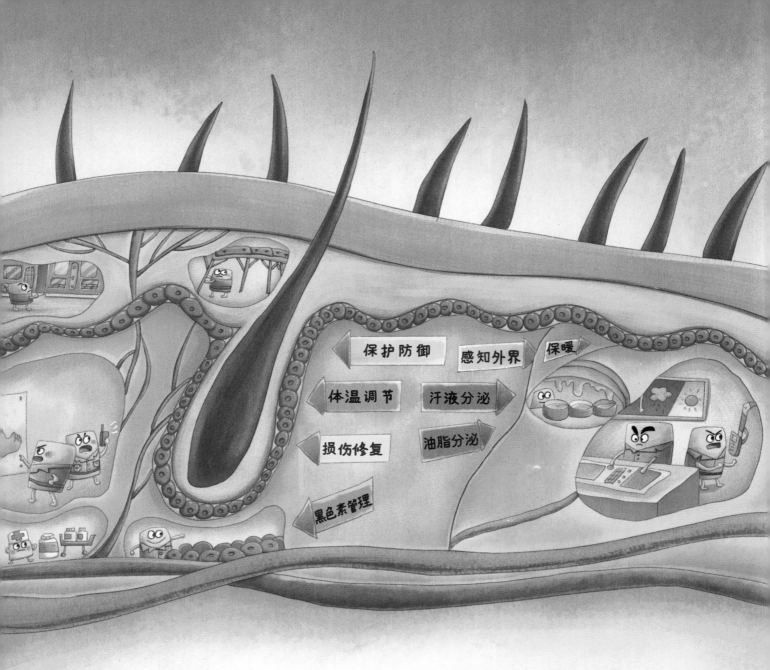

保护防御　感知外界　保暖

体温调节　汗液分泌

损伤修复　油脂分泌

黑色素管理

皮肤有一个很酷的名字——皮肤防御与护卫联合组织。当然，这个名字是经皮肤组织成员讨论后一致通过的，每个成员都自称"皮肤守护卫士"。

皮肤一共包括三层：表皮层、真皮层、皮下组织。遍布全身的皮肤组织有很多重要功能，如防御有害物质、感知外界、调节体温、分泌和排泄等。

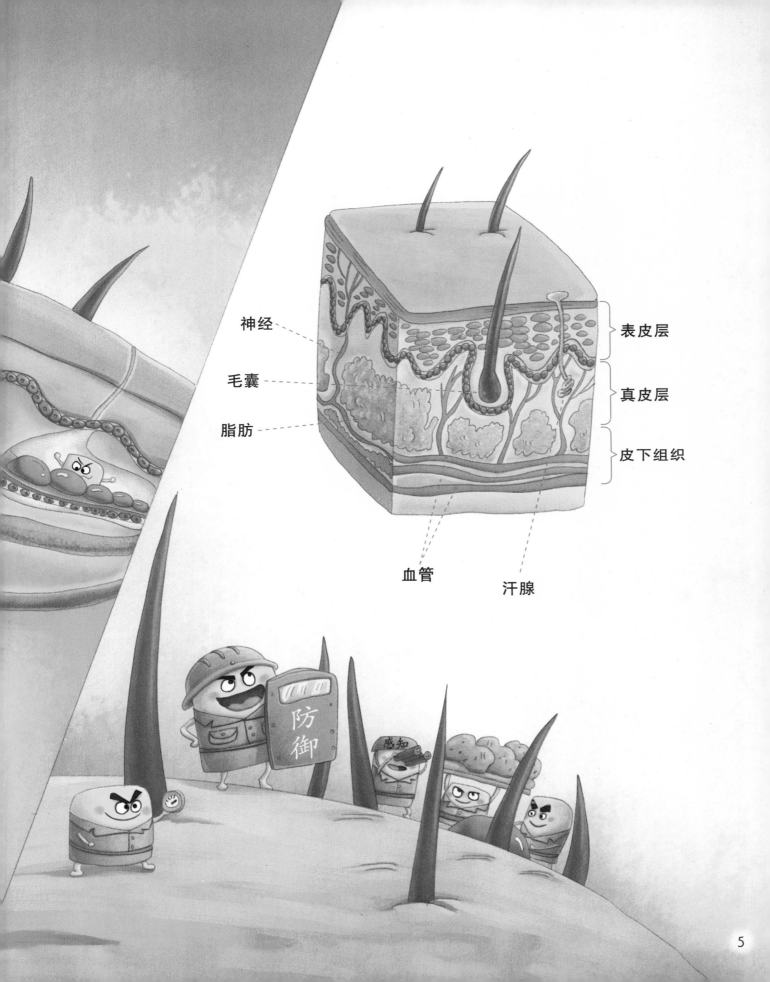

神经
毛囊
脂肪
血管
汗腺
表皮层
真皮层
皮下组织

防御
感知

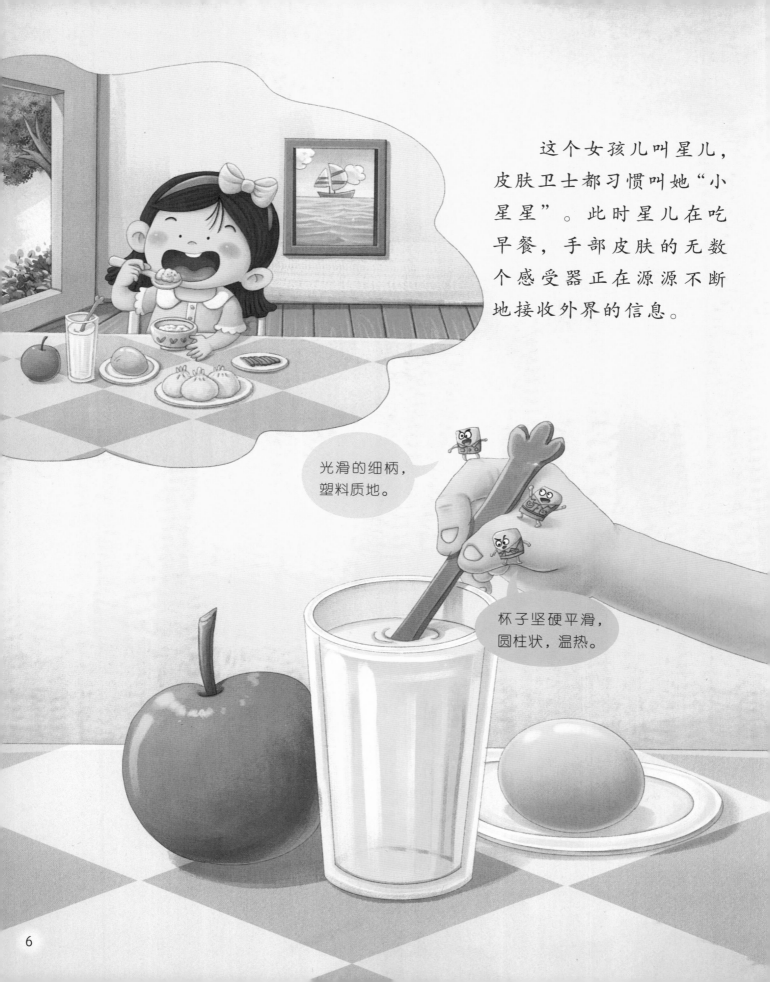

这个女孩儿叫星儿，皮肤卫士都习惯叫她"小星星"。此时星儿在吃早餐，手部皮肤的无数个感受器正在源源不断地接收外界的信息。

光滑的细柄，塑料质地。

杯子坚硬平滑，圆柱状，温热。

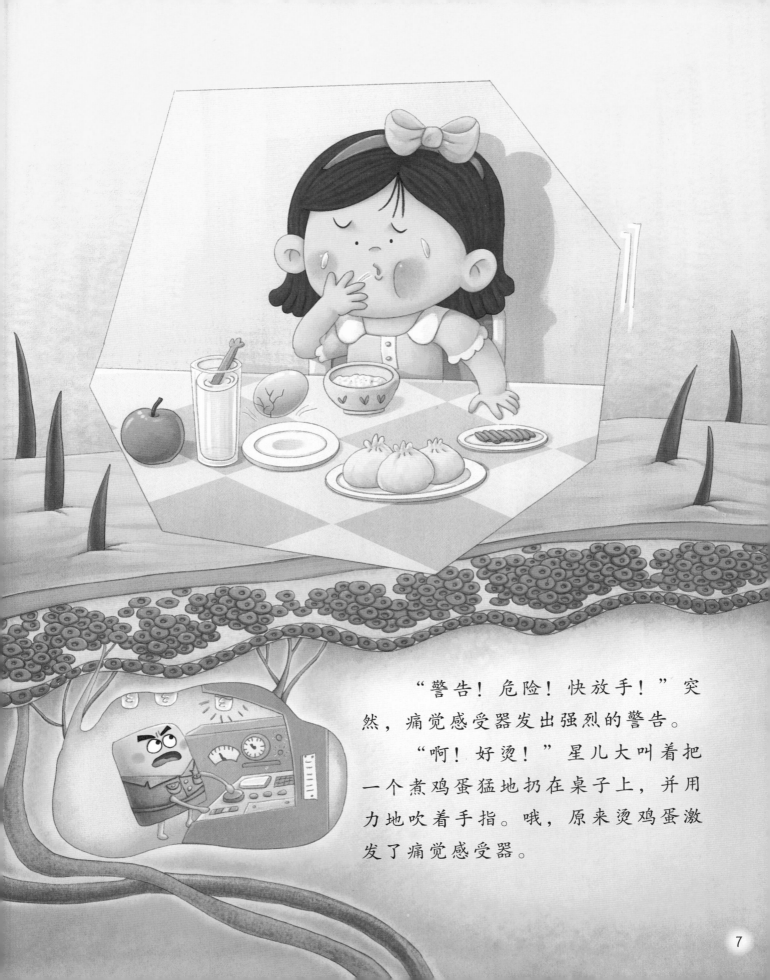

"警告！危险！快放手！"突然，痛觉感受器发出强烈的警告。

"啊！好烫！"星儿大叫着把一个煮鸡蛋猛地扔在桌子上，并用力地吹着手指。哦，原来烫鸡蛋激发了痛觉感受器。

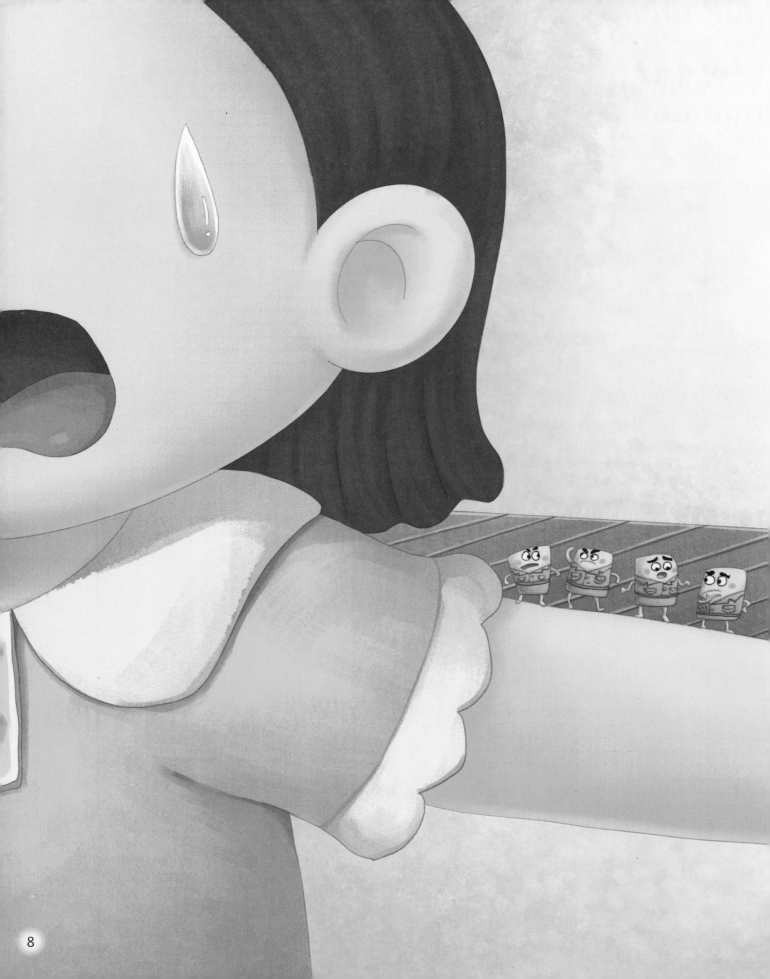

"我们是不是有点儿大惊小怪？"一名皮肤守护卫士说。

另一名皮肤守护卫士摇摇头说："不！只有这样，星儿才能注意随时可能发生的危险，远离伤害。下一次，她就会更小心。"

是的，皮肤组织中的触觉感受器、痛觉感受器、冷觉感受器、热觉感受器一直处于最灵敏的警戒状态，每分每秒都在帮星儿感知周围世界，躲避危险。

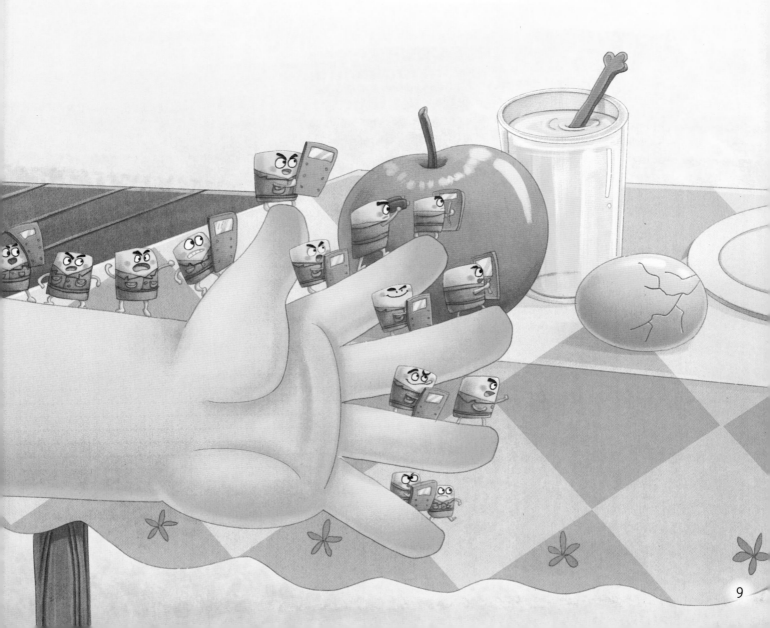

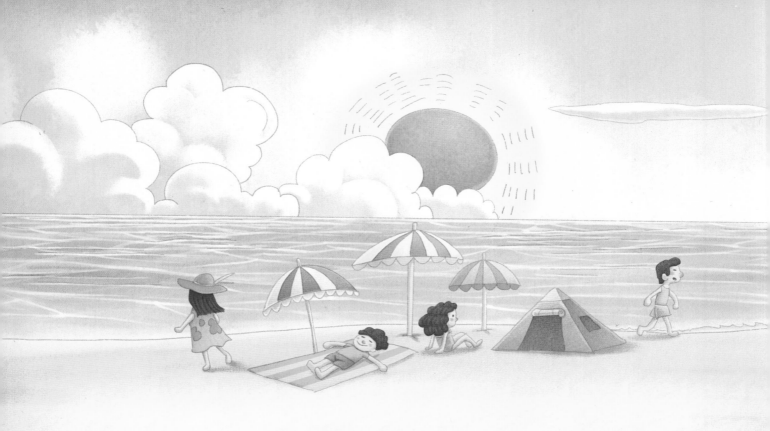

　　现在是夏天，皮肤守护卫士任务繁重。它们时刻监测着星儿的体温，随时准备帮她调节体温，防止因太热而中暑。

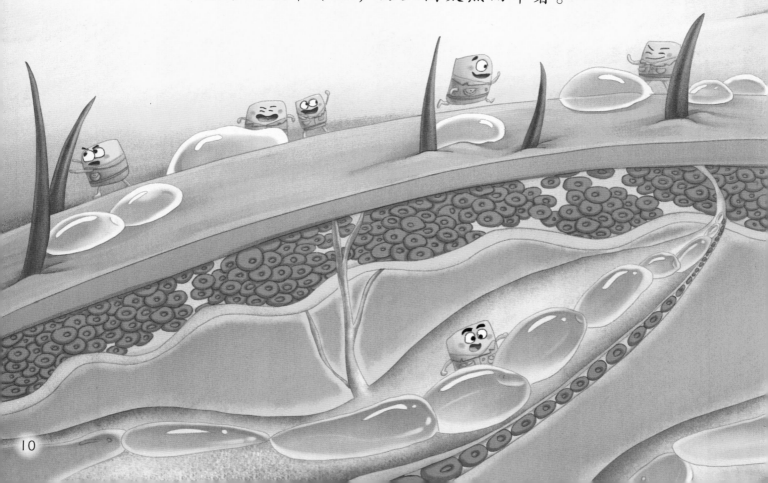

此时，温度已经很高，汗腺抓紧时间分泌汗液，让汗水蒸发带走一些热量；负责管理皮肤毛孔的皮肤守护卫士打开毛孔，把热量放出去。它们有条不紊地工作着，星儿感觉凉快多啦！

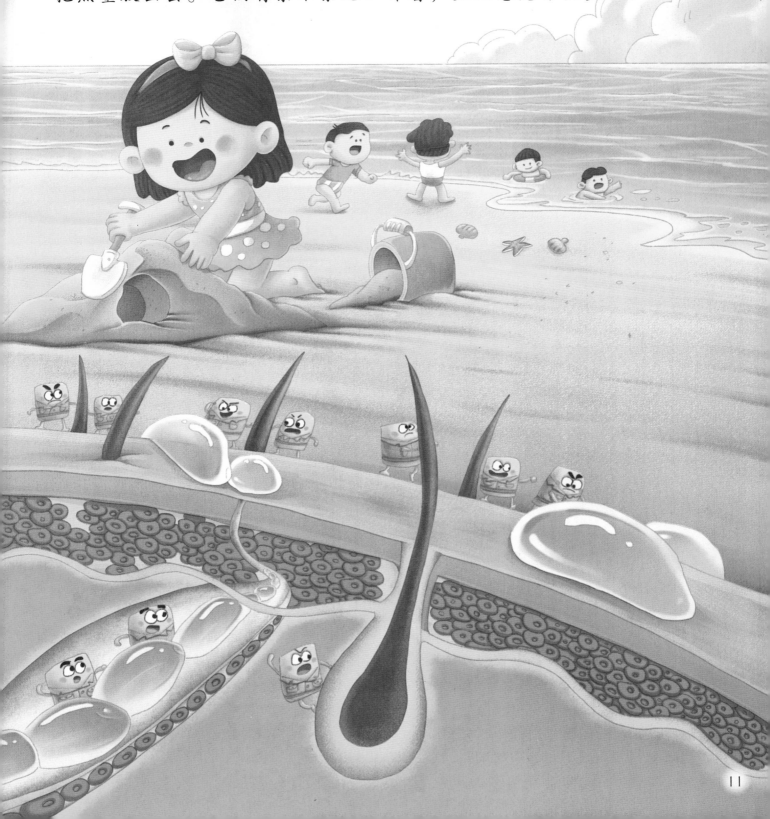

黑色素管理部门接到报告，说胳膊和双腿受阳光照射较多，有晒伤的危险，请求黑色素支援，屏蔽和吸收紫外线。

黑色素卫士赶紧扛起黑色的大伞，积极援助。很快，黑色的大伞被撑起来了。

"星儿，你被晒黑了。应该搽点儿防晒霜啦，别被晒伤了。"星儿的妈妈说。黑色素卫士们听说防晒霜会来帮它们，都开心极了。

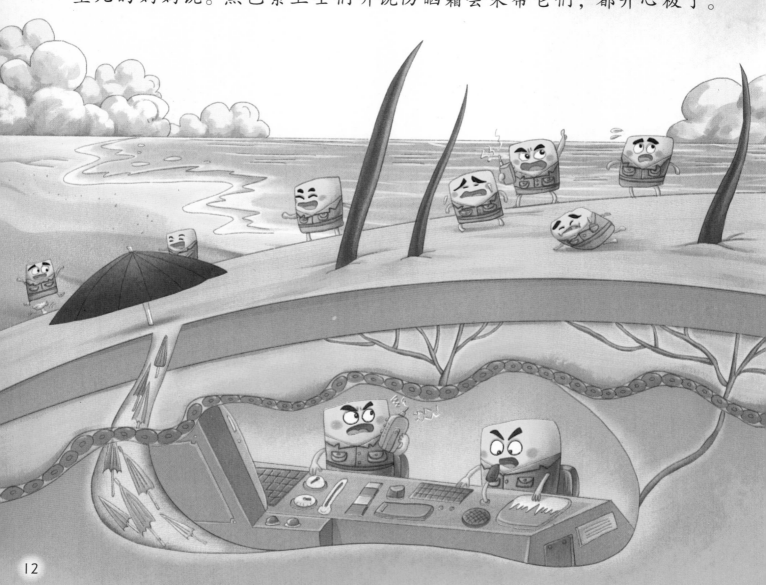

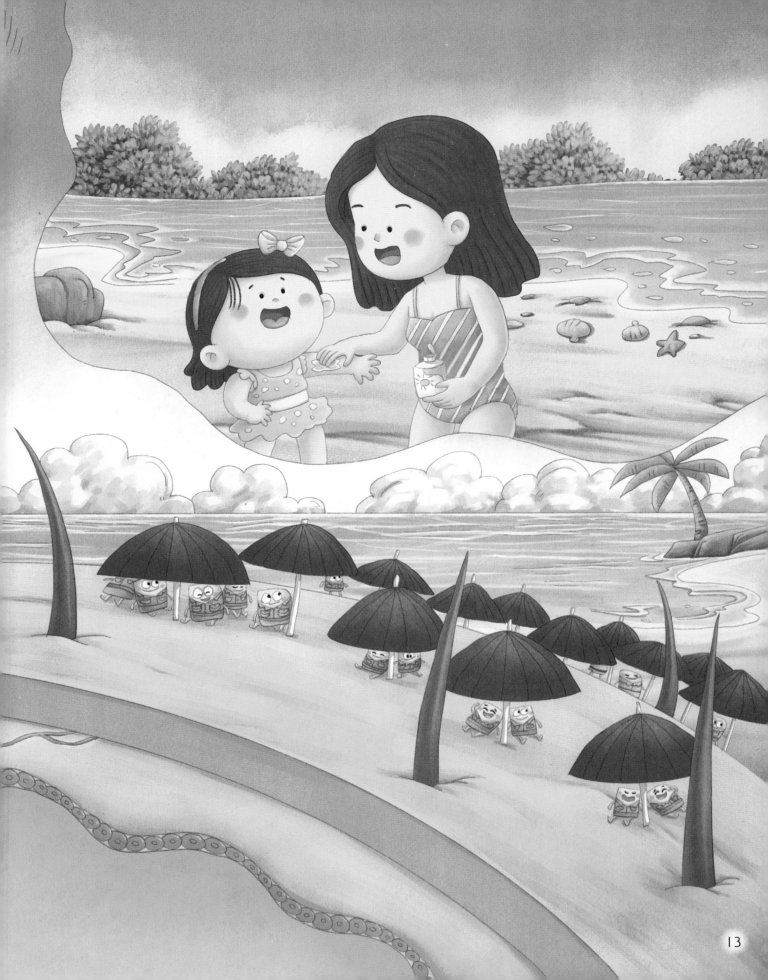

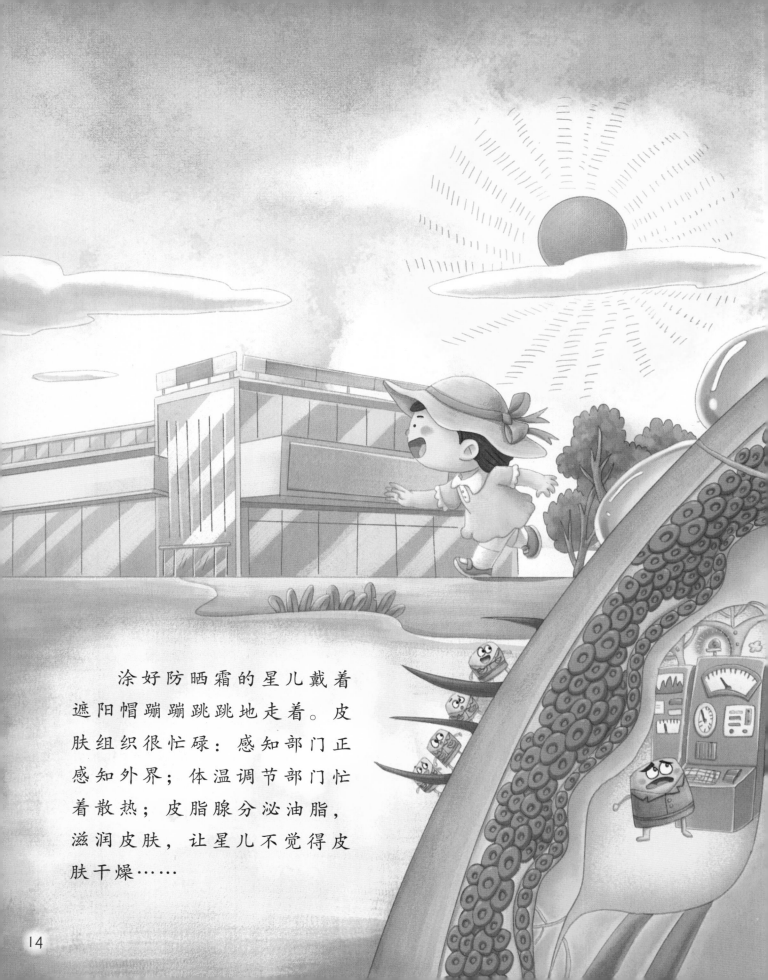

　　涂好防晒霜的星儿戴着遮阳帽蹦蹦跳跳地走着。皮肤组织很忙碌：感知部门正感知外界；体温调节部门忙着散热；皮脂腺分泌油脂，滋润皮肤，让星儿不觉得皮肤干燥……

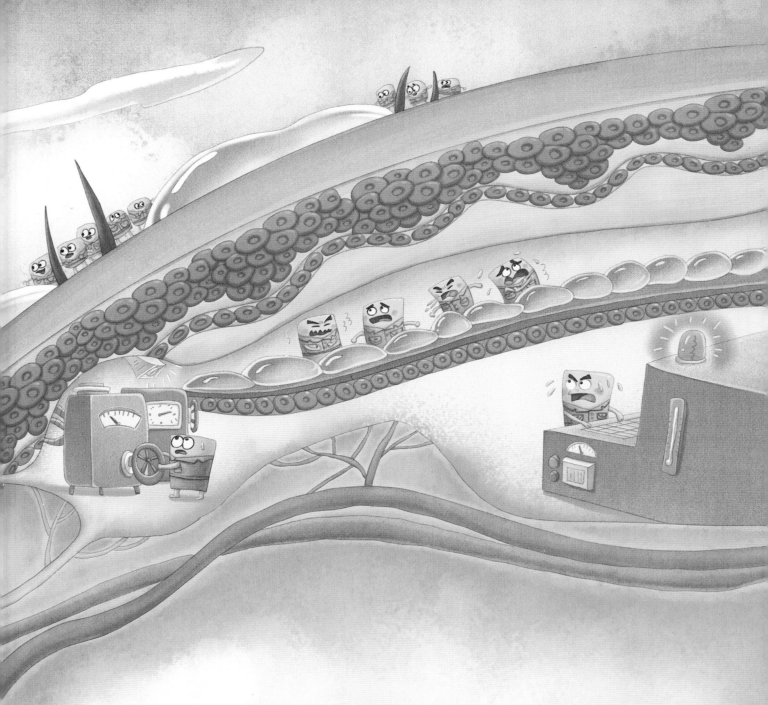

可是，突然出现了一件让大家措手不及的事——冷
觉感受器突然收到了"低温预警！注意寒冷！"的信息。

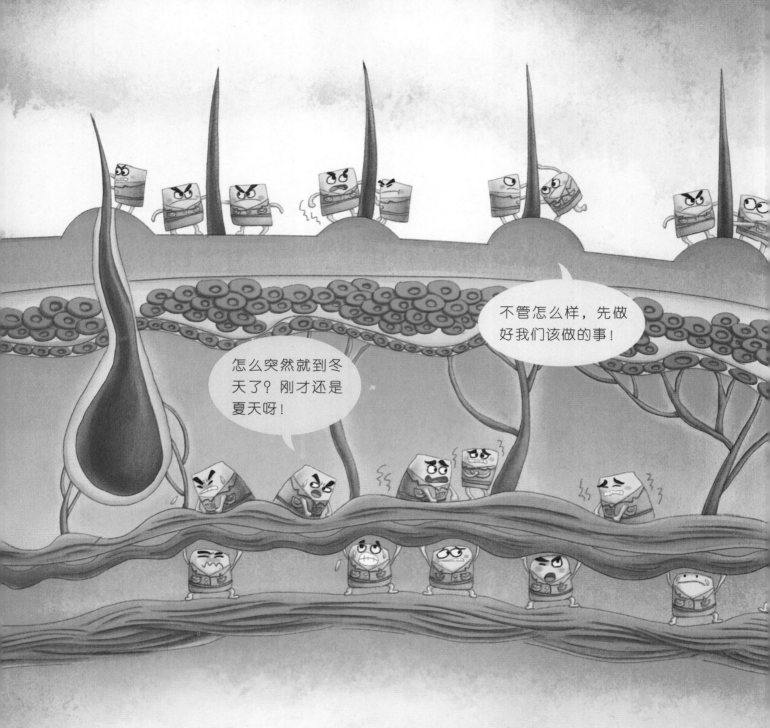

　　体温调节部门沉着冷静、马不停蹄地启动了应对措施：收缩皮肤血管，减少血流量以保住热量；收缩立毛肌，使汗毛竖起，保存热量——星儿起了一身鸡皮疙瘩；皮下组织中的脂肪层也精神抖擞地应对着突如其来的低温。

一名皮肤守护卫士通知大家："警报是因为星儿进入了冷气开得很大的空调房，放心吧！"原来是虚惊一场。

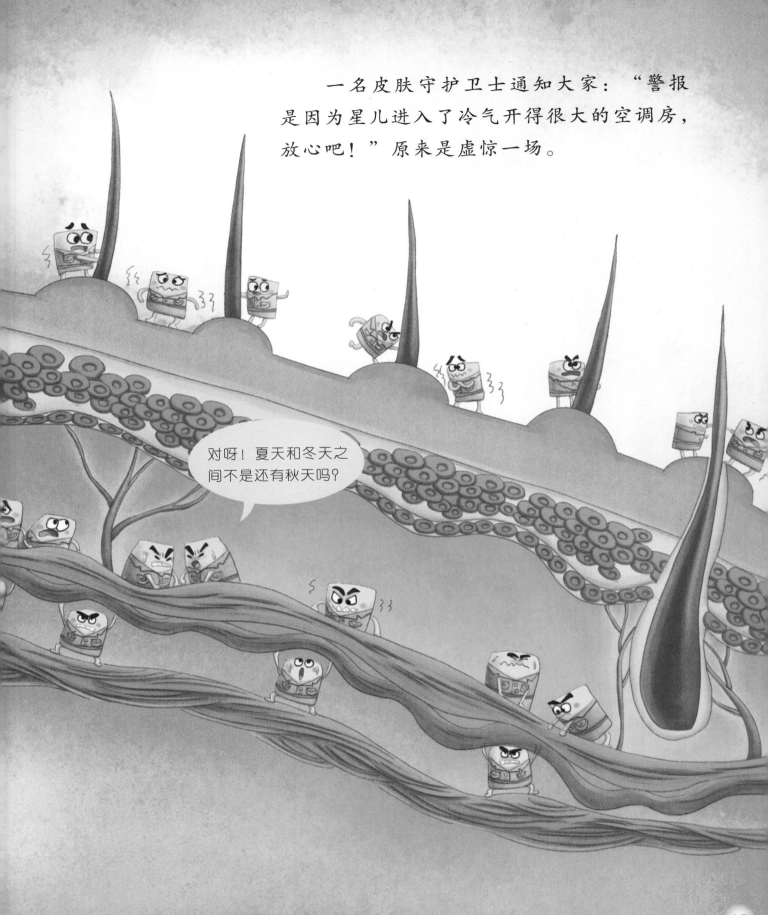

适应了冷气的星儿开始在游乐场里快乐地玩耍，她跳来跳去，爬上爬下。不知不觉中，可怕的细菌部队已经冲上她的皮肤。皮肤守护卫士立刻警觉起来。

　　皮肤守护卫士形成一层森严的屏障，正与细菌部队对峙。细菌老大心知肚明，皮肤守护虽然看起来很薄，但防御能力却相当高。除非星儿不洗手就吃东西或受伤，否则细菌很难进入她的身体。

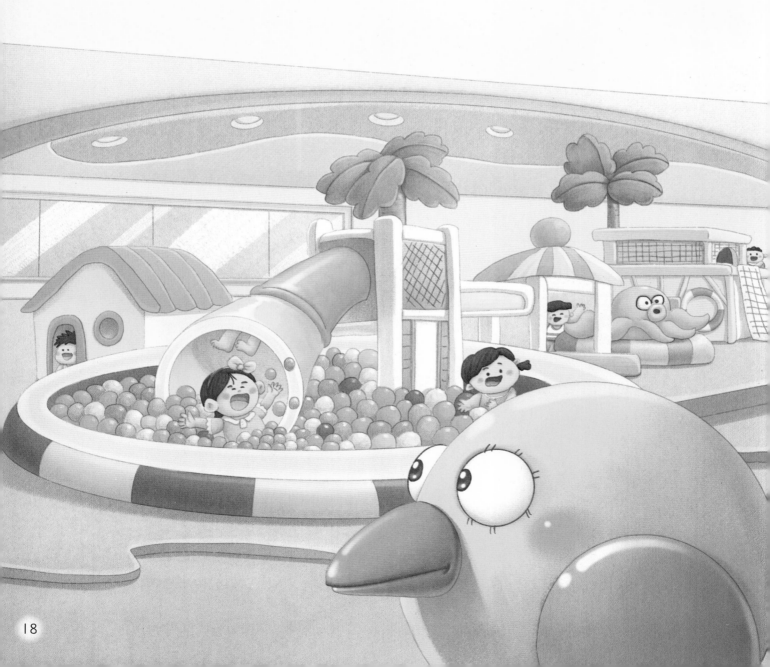

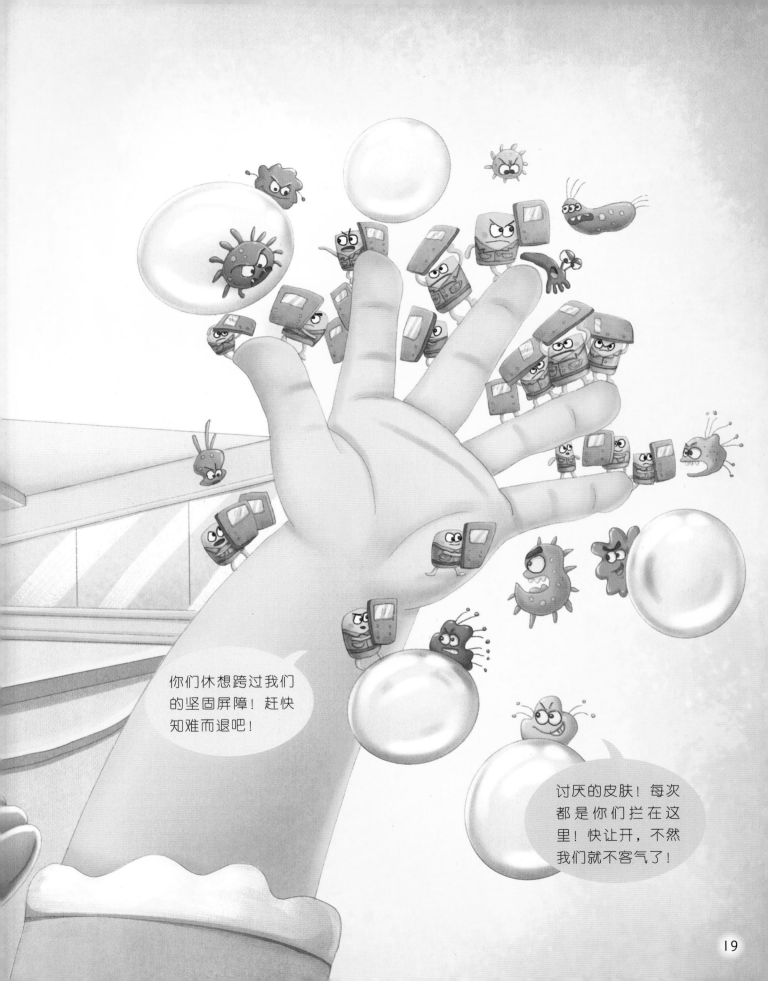

细菌老大转了转眼珠，有了个坏主意："我们在星儿身上安营扎寨，等待机会吧！这样还能让她皮肤痒痒、过敏呢！"可它的如意算盘打错了，皮肤守护卫士会通过抛掉一些皮肤碎屑的方式消灭部分细菌，而且星儿很喜欢洗澡。

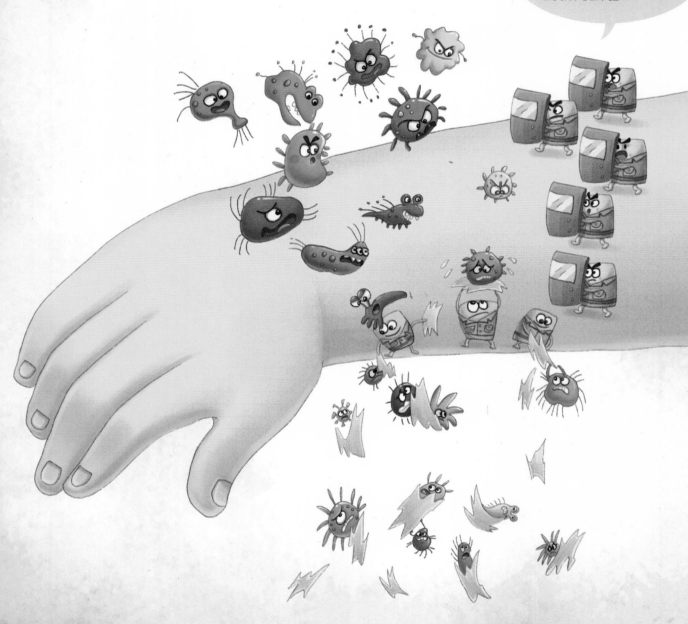

星儿很讲卫生的，只要清水一冲，你们就完蛋啦！

果然，回家后星儿洗了澡，
细菌都被清水冲走了。讲卫生
的好习惯帮了她大忙。不过，
有时候也有一些细菌会得逞，
因为星儿难免会受伤。

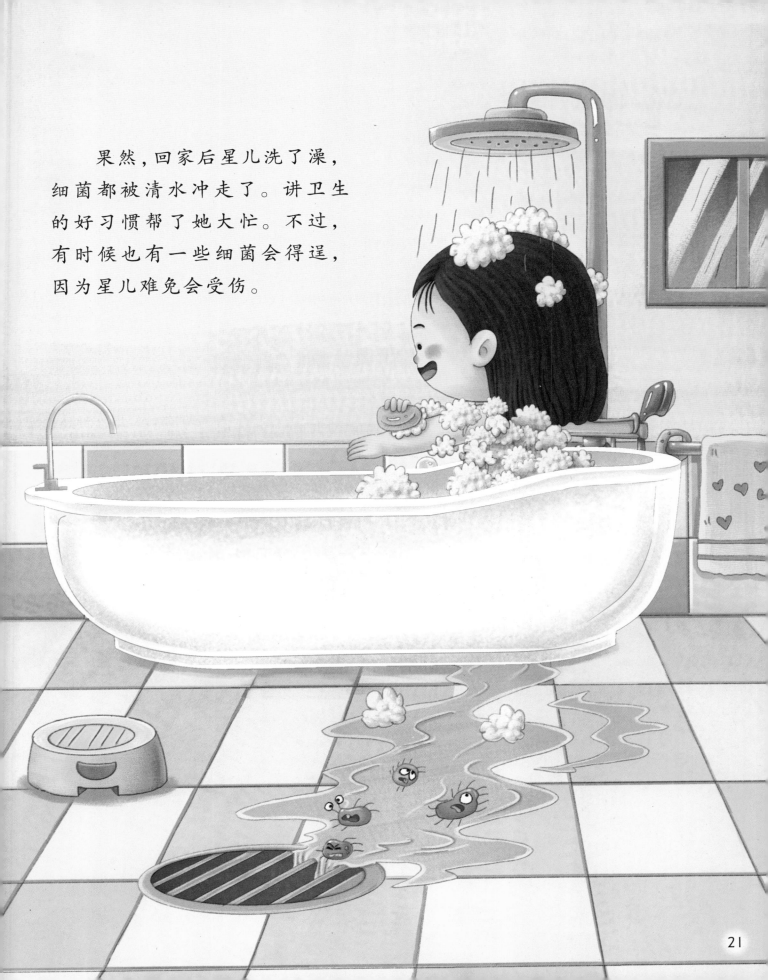

这天，发生了皮肤守护卫士最害怕的事——星儿受伤了。她不小心摔倒，膝盖流血了。痛觉感受器立即拉响警报，星儿疼得大哭起来。

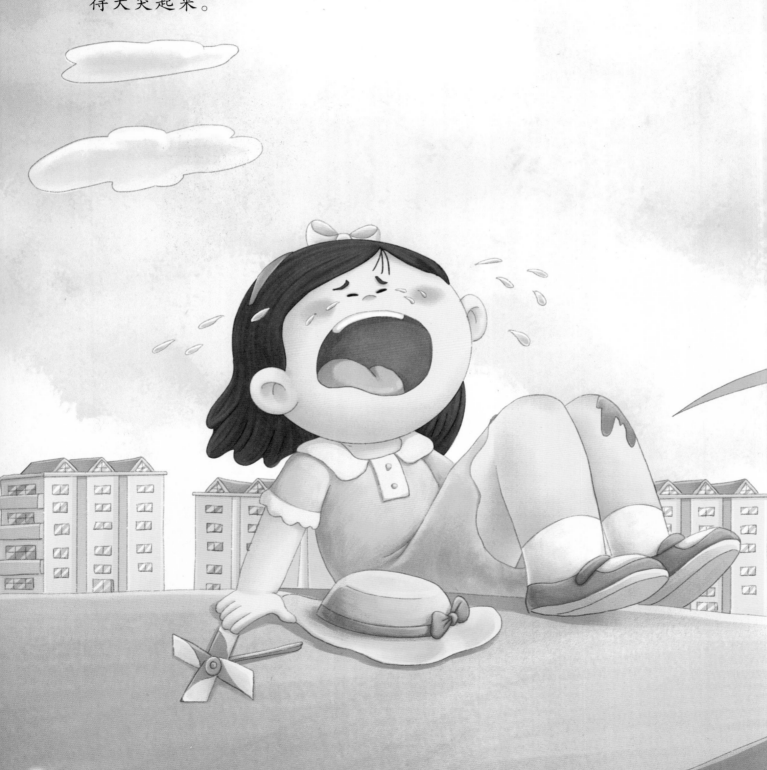

皮肤组织受到了重创，破了一道很深的伤口。原本被皮肤保护的血细胞大量涌出，它们此时一边流走，一边喊："救救我们！我们不想走！皮肤守护卫士！快救救我们！"

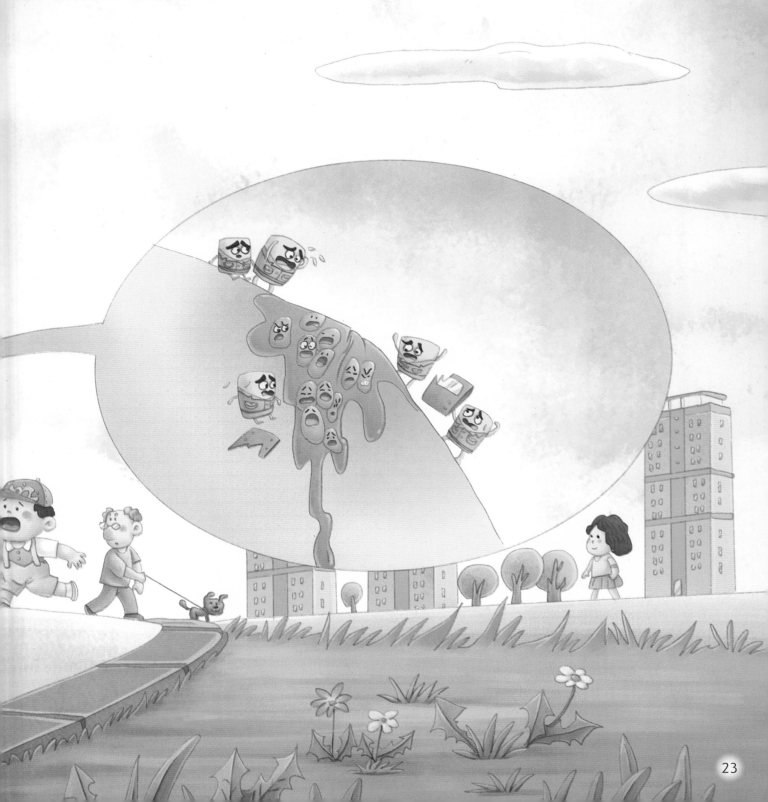

皮肤守护卫士非常想留住血细胞，可它们也受到了重创，实在力不从心。与此同时，大量细菌正企图混在灰尘中进入伤口。这可怎么办呀！

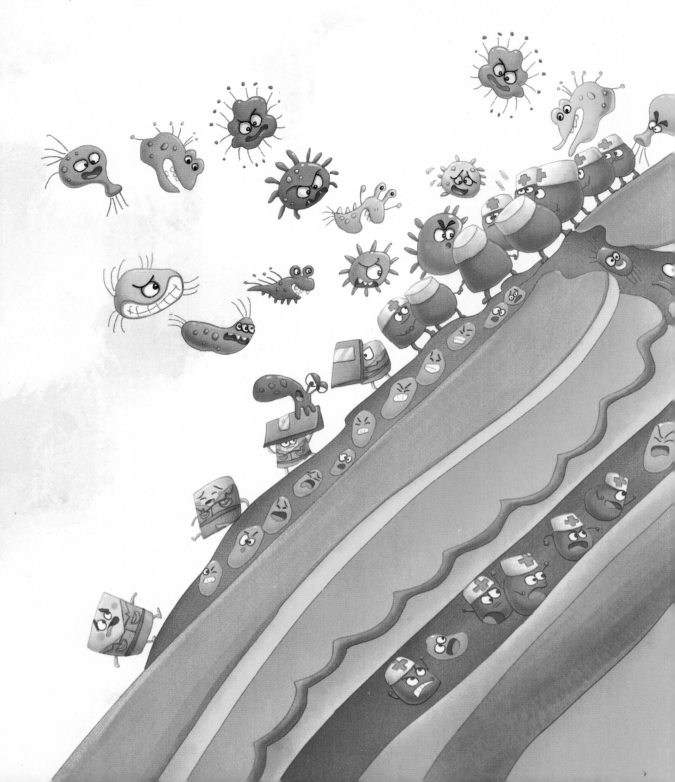

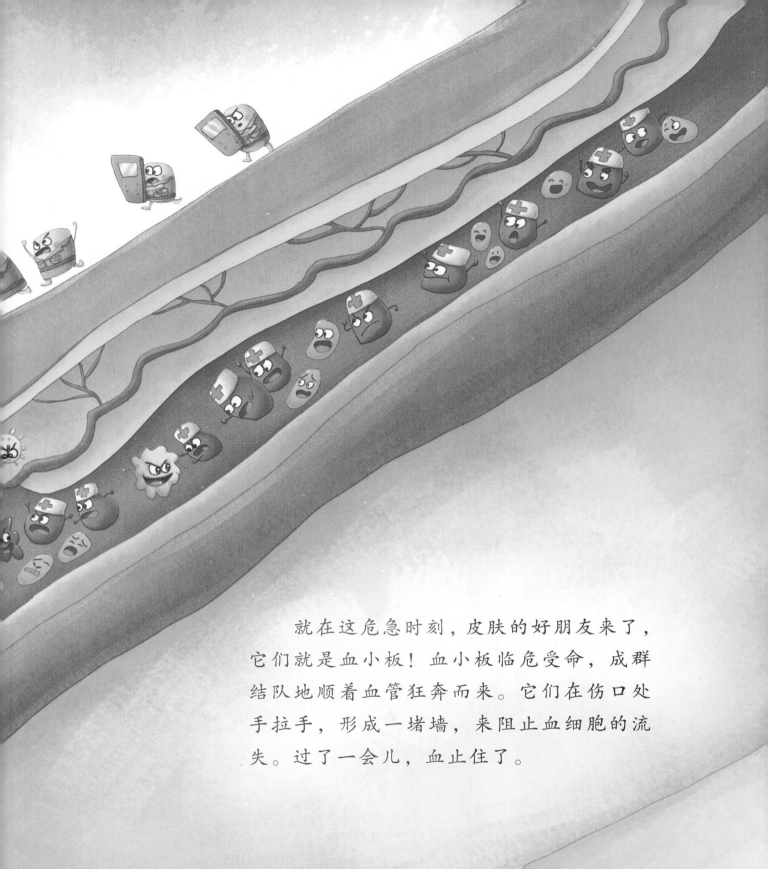

就在这危急时刻，皮肤的好朋友来了，它们就是血小板！血小板临危受命，成群结队地顺着血管狂奔而来。它们在伤口处手拉手，形成一堵墙，来阻止血细胞的流失。过了一会儿，血止住了。

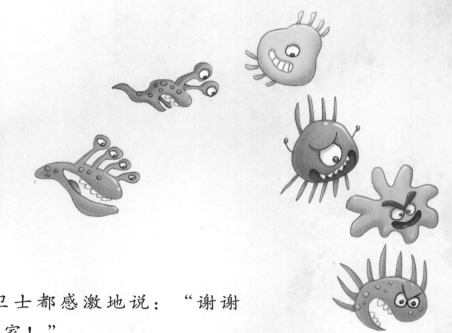

　　血细胞和皮肤卫士都感激地说："谢谢你们！是你们救了大家！"

　　血小板说："我们是好伙伴，各自发挥着重要作用，缺一不可！"

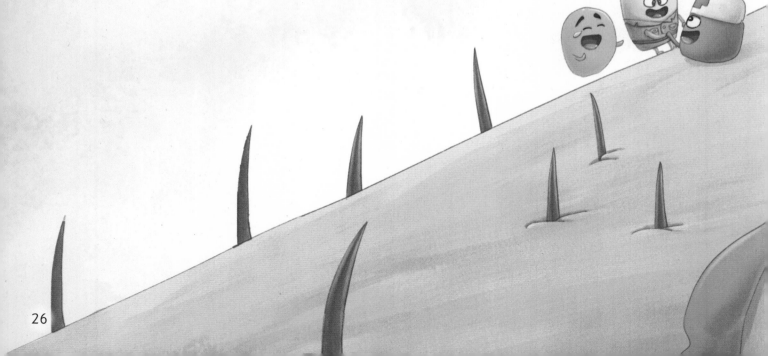

可是，危机依然存在。一群坏细菌正企图通过伤口进入身体。皮肤守护卫士、血小板和血细胞手拉手，紧紧地保护着伤口，不让细菌进入。

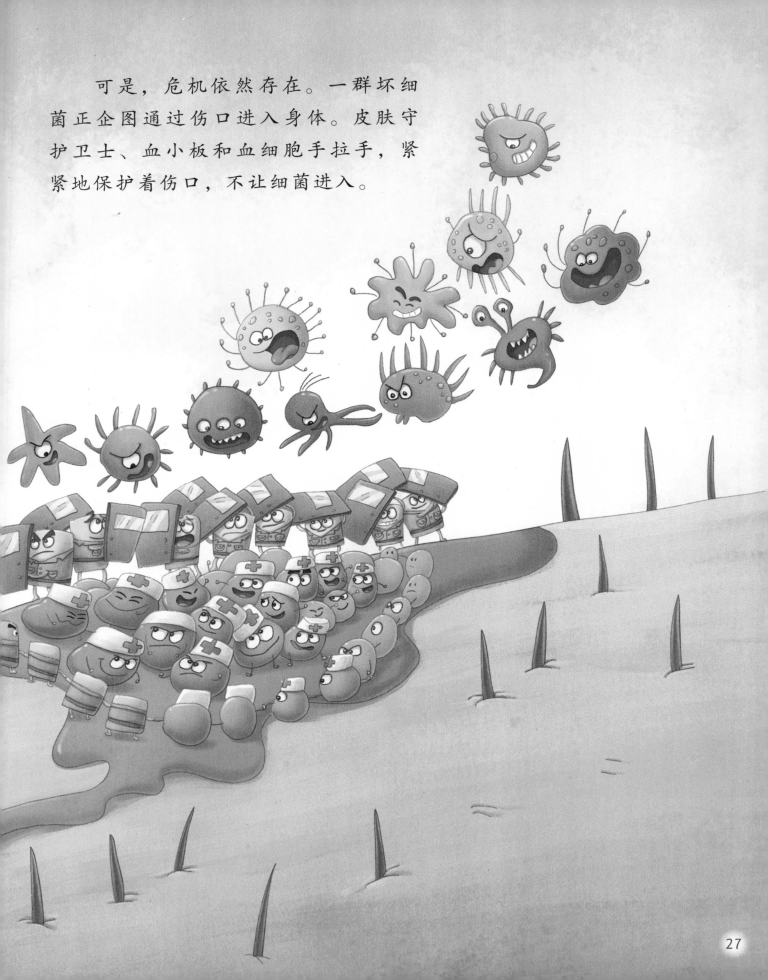

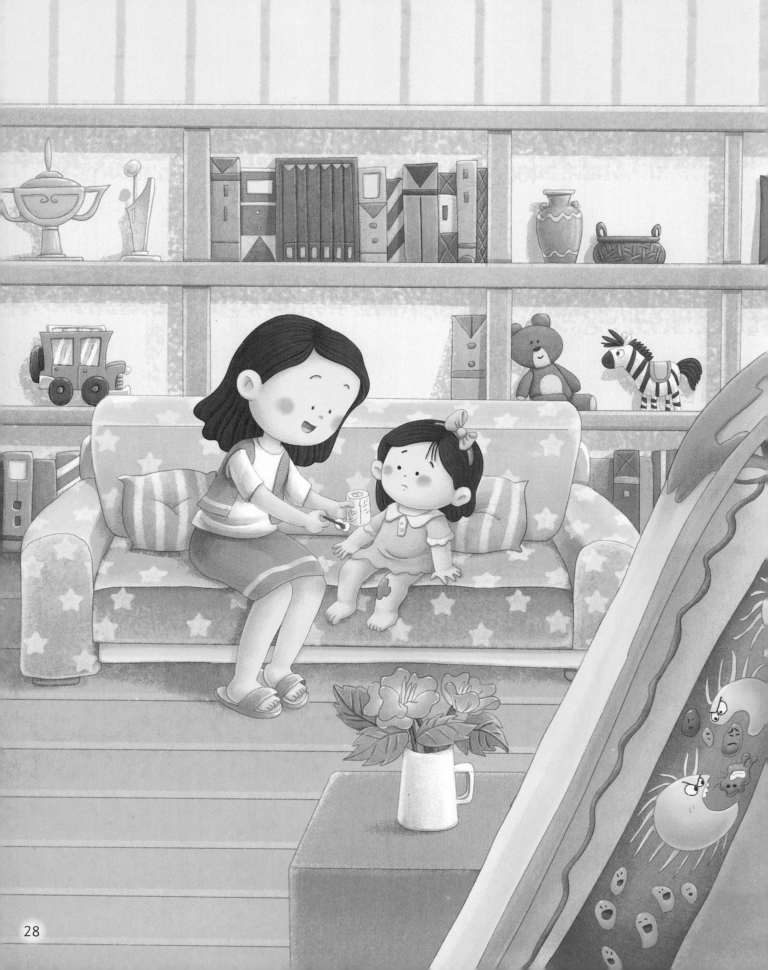

妈妈用生理盐水帮星儿清理伤口，再用干净的纱布擦干。接着，巨噬（shì）细胞清理队来了，它们吞掉了伤口里的少量细菌，并清理伤口处已经衰败的血细胞。

　　几天过去了，伤口慢慢消肿，开始结痂。损伤修复部门的皮肤守护卫士每天都在竭尽全力地修复伤口。

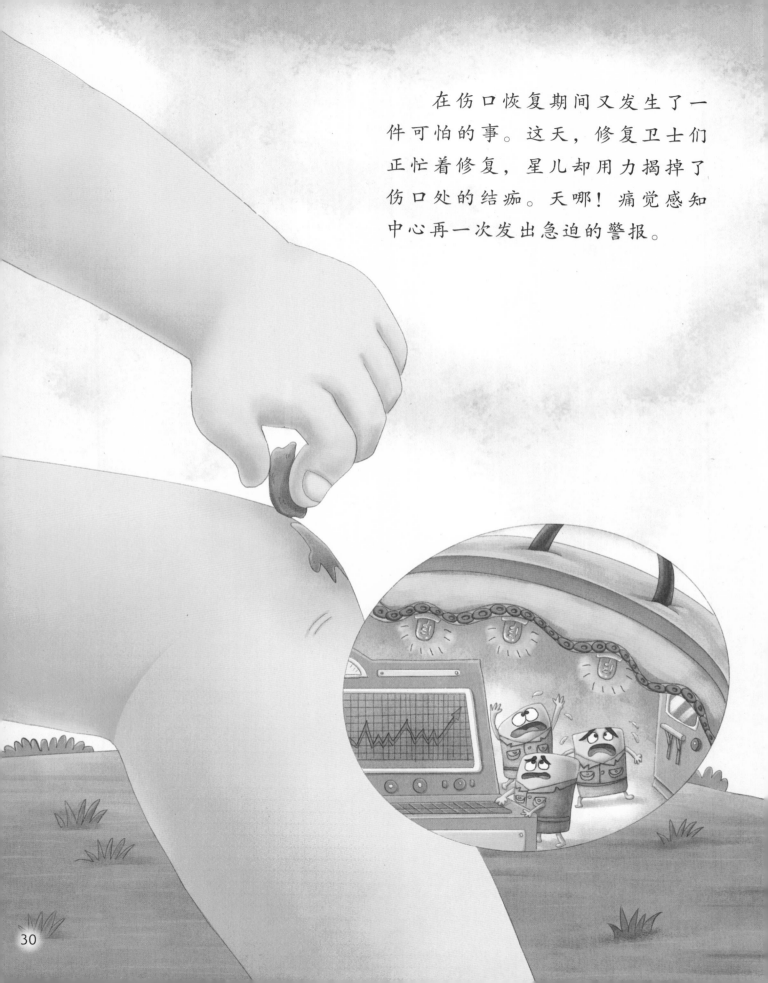

在伤口恢复期间又发生了一件可怕的事。这天，修复卫士们正忙着修复，星儿却用力揭掉了伤口处的结痂。天哪！痛觉感知中心再一次发出急迫的警报。

结痂处的皮肤被揭开，血细胞从伤口处奔涌而出。血小板再一次接到求救信号，匆忙赶来……新一轮受伤应急响应被迫启动，星儿再一次疼得哭了起来。

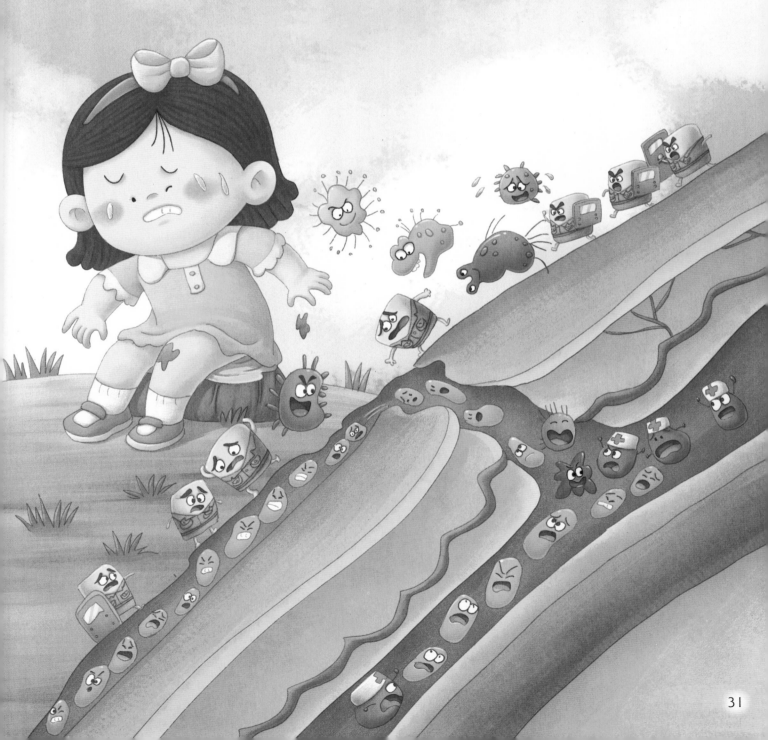

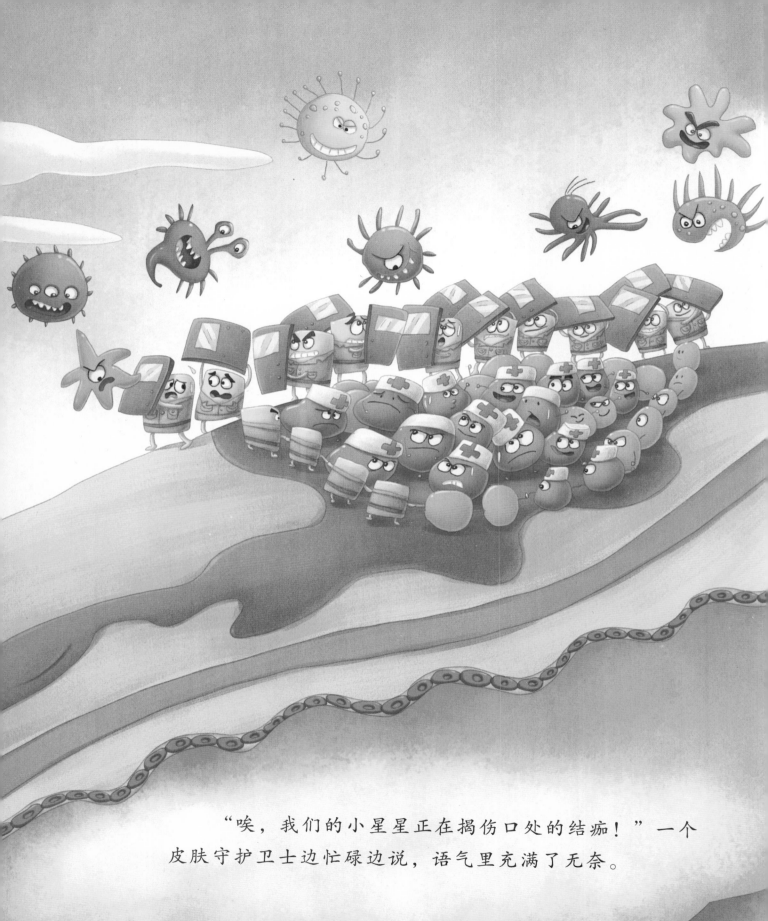

"唉，我们的小星星正在揭伤口处的结痂！"一个
皮肤守护卫士边忙碌边说，语气里充满了无奈。

它的同伴说："是啊！这样不仅疼，还容易留疤。最重要的是，还可能给那些坏细菌带来可乘之机，造成细菌感染，严重了还要去医院呢。"星儿的妈妈再一次帮星儿处理了伤口。

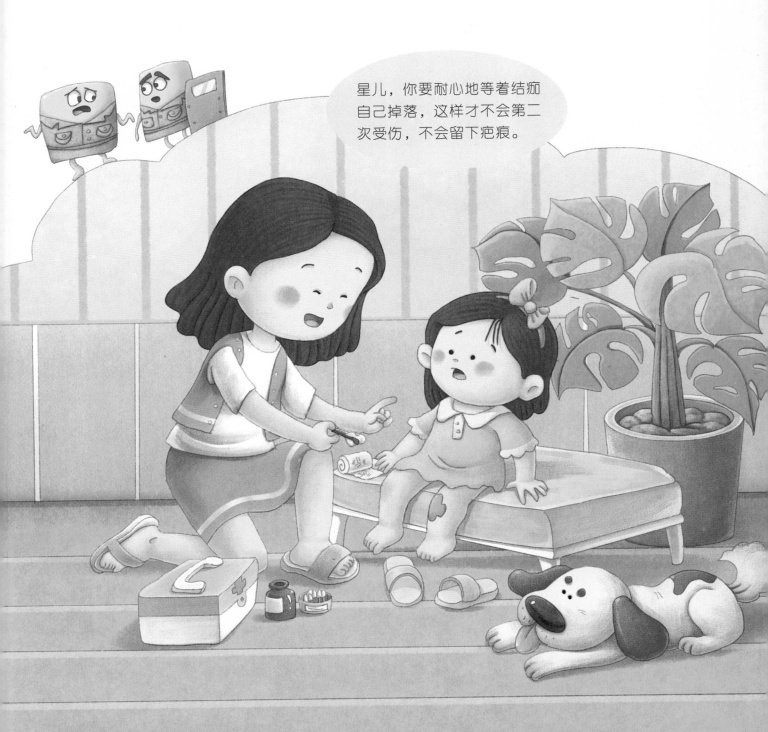

星儿，你要耐心地等着结痂自己掉落，这样才不会第二次受伤，不会留下疤痕。

夜深了，妈妈唱着儿歌哄星儿睡觉。皮肤守护卫士们松了一口气，也小声地唱起了属于它们的《皮肤之歌》。

　　平平无奇的皮肤！不可缺少的皮肤！

　　勇敢的护卫军！忠诚的守护者！

　　拥抱着你们，保护着你们！

　　让我们互相关心，团结友爱，

　　健康乐开怀！

　　唱完歌，皮肤守护卫士们继续兢兢业业地坚守在岗位上。看到星儿甜甜地睡着了，皮肤守护卫士们也甜甜地笑了。

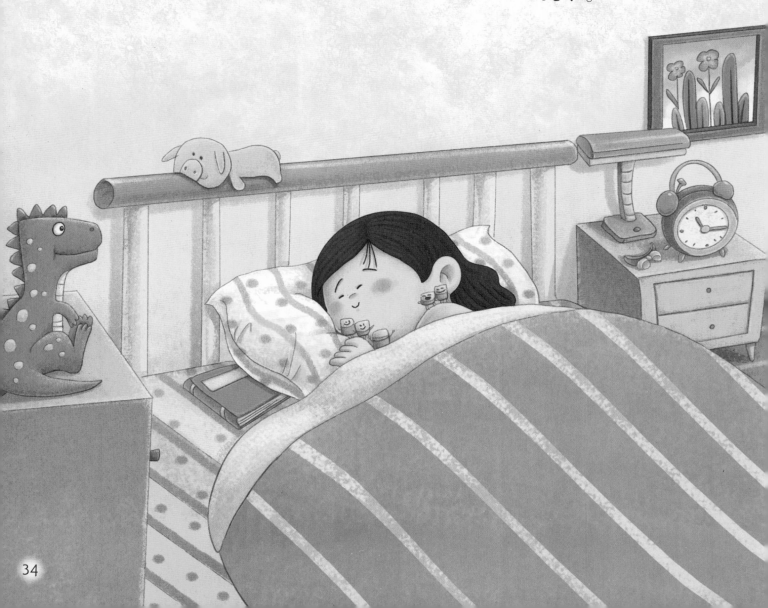

皮肤 —— 我们的忠诚卫士

皮肤是人体最大的器官，它包裹和保护着我们的全身。其实皮肤不止是看起来那薄薄的一层，它由三层组成，分别是表皮层、真皮层和皮下组织。

皮肤是一道重要屏障，有很多功能：皮肤可以阻止细菌和病毒等有害物质的入侵；皮肤具有灵敏的感知功能，会产生冷、热、痛、痒等诸多感觉，帮我们感知周围的世界；皮肤能帮我们调节体温，防止过冷或过热对身体造成伤害；皮肤还具有分泌和排泄功能……

皮肤同我们身体的其他器官一样，是我们最亲密的朋友，所以我们一定要好好爱护它！

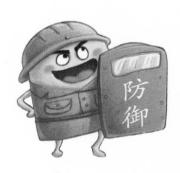

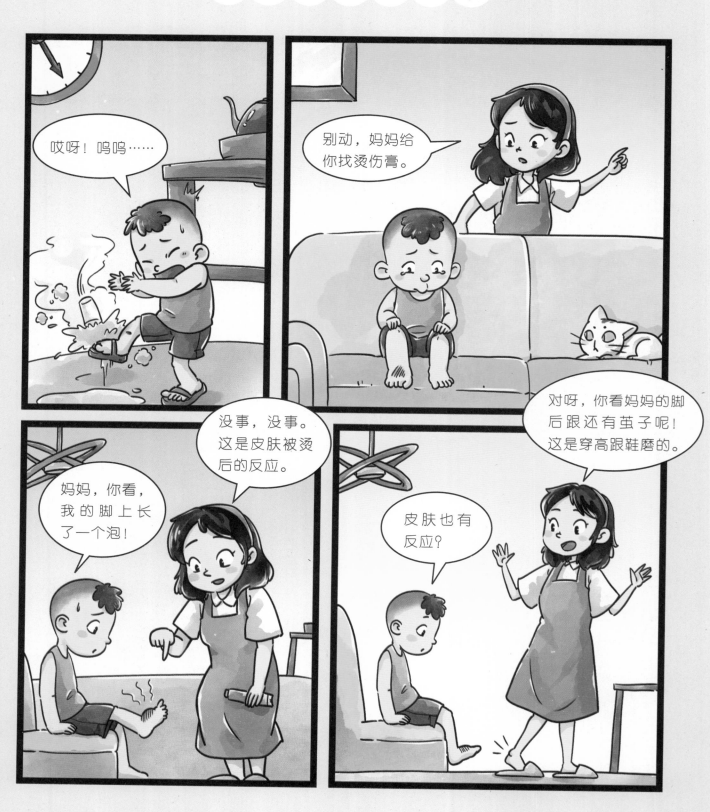

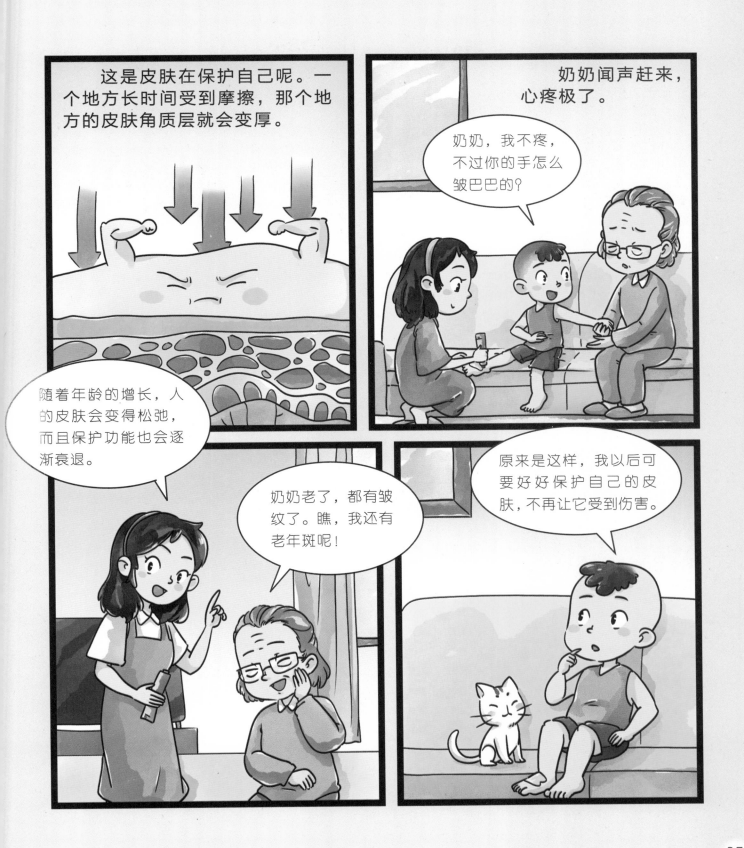

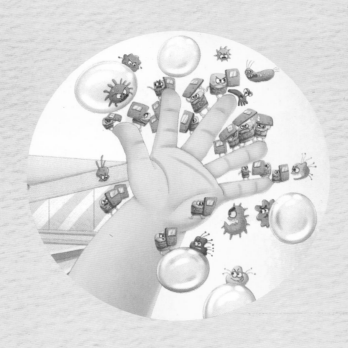